AF585968

Ligue Franco-Anglo-Américaine contre le Cancer

LE CANCER FLÉAU SOCIAL

PAR

M. le Docteur Gustave ROUSSY

Professeur agrégé à la Faculté de Médecine de Paris

CONFÉRENCE

DONNÉE A L'UNION DES FEMMES DE FRANCE

Le 24 Février 1921

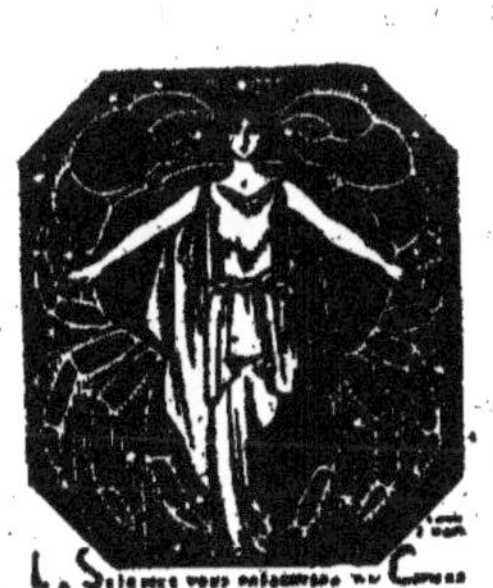

PARIS
CHARLES-LAVAUZELLE & Cie
Éditeurs militaires
124, Boulevard Saint-Germain, 124

MÊME MAISON A LIMOGES

1921

46
8° Td
204
Td 46
204

Ligue Franco-Anglo-Américaine
CONTRE LE CANCER

(Reconnue d'utilité publique)

2, AVENUE MARCEAU, PARIS

Fondée sous le Patronage de :

S. Exc. lord BERTIE OF THAME, ancien ambassadeur de Grande-Bretagne.

S. Exc. WILLIAM SHARP, ancien ambassadeur des États-Unis.

M. LECLAINCHE, inspecteur général des Services vétérinaires.

M. MESUREUR, ancien directeur général de l'Assistance publique.

Professeur ROGER, doyen de la Faculté de Médecine de Paris.

Docteur ROUX, directeur de l'Institut Pasteur.

Sous le Haut Patronage de :

M. le PRÉSIDENT DE LA RÉPUBLIQUE.
Mme MILLERAND.
S. M. la REINE DE ROUMANIE.
S. A. R. la duchesse de VENDOME.

Comité d'Honneur :

M. et Mme PAUL DESCHANEL.

S. Exc. lord DERBY, ancien ambassadeur de Grande-Bretagne et lady DERBY.

S. Exc. l'Ambassadeur des Etats-Unis et Mistress WALLACE.

Mme WALDECK-ROUSSEAU.

Comtesse D'HAUSSONVILLE, présidente de la S. B. M.

Mme CARNOT, présidente de l'A. D. F.

Mme PÉROUSE, présidente de l'U. F. F.

Mme GALLI, présidente de l'U. F. F.

Mme JOSEPH CLARK GREW.

Sir AUSTIN LEE.

Sir ARTHUR STANLEY.

Comité Scientifique :

MM.

ACHARD, professeur de Pathologie générale à la Faculté de Médecine de Paris.

BÉRARD, professeur de Clinique chirurgicale à la Faculté de Médecine de Lyon.

BORREL, professeur à la Faculté de Médecine de Strasbourg.

CALMETTE, sous-directeur de l'Institut Pasteur à Paris.

CHAVANNAZ, professeur de Clinique chirurgicale à la Faculté de Médecine de Bordeaux.

CUNÉO, professeur d'Anatomie médico-chirurgicale à la Faculté de Médecine de Paris.

DEPAGE, professeur de Clinique chirurgicale à la Faculté de Médecine de Bruxelles.

DUSTIN, professeur d'Anatomie pathologique à la Faculté de Médecine de Bruxelles.

FORGUE, professeur de Clinique chirurgicale à la Faculté de Médecine de Montpellier.

MM.

J.-L. FAURE, professeur de Clinique gynécologique à la Faculté de Médecine de Paris.

GILBERT, professeur de Clinique médicale à la Faculté de Médecine de Paris.

HARTMANN, professeur de Clinique chirurgicale à la Faculté de Médecine de Paris.

LETULLE, professeur d'Anatomie pathologique à la Faculté de Médecine de Paris.

MENETRIER, professeur d'Histoire de la Médecine à la Faculté de Médecine de Paris.

PAVIOT, professeur d'Anatomie pathologique à la Faculté de Médecine de Lyon.

REGAUD, directeur du Laboratoire de Biologie et du Service de Thérapeuthique de l'Institut du Radium de l'Université de Paris.

ROGER, professeur de Pathologie expérimentale à la Faculté de Médecine de Paris.

ROFFO, professeur à la Faculté de Médecine de Buenos-Ayres.

Conseil d'Administration :

Président : M. JUSTIN GODART, ancien sous-secrétaire d'Etat du Service de Santé.
Vice-Présidents : Professeur HARTMANN, membre de l'Académie de Médecine.
Sir JOHN PILTER, président honoraire de la Chambre de Commerce anglaise.
Professeur MARK BALDWIN, correspondant étranger de l'Institut.
Baron EDOUARD DE ROTHSCHILD.
Secrétaire général : ROBERT LE BRET.
Secrétaire général adjoint : Mme le Docteur FABRE.
Trésorier : M. JACQUES WORTH.
Conseils juridiques : MM. BOCCON-GIBOD, avoué; CHAVANNE, notaire.

Membres

MM.

LAURENCE BENET.
WALTER BERRY, président de la Chambre de Commerce des Etats-Unis.
Professeur BORREL.
BRANCH.
Professeur CUNÉO.
Professeur DEPAGE.
Docteur HELME.
Major LAMBERT.

MM.

AUGUSTE LUMIÈRE.
Professeur REGAUD.
Professeur ROGER, doyen de la Faculté de Médecine.
Docteur H. DE ROTHSCHILD.
BERNARD J. SHONINGER.
FÉLIX VERNES.
FRANÇOIS DE WENDEL, député.

Comité central des Dames :

Présidente : Mme la Duchesse D'UZÈS, douairière.
Vice-Présidentes : Mistress RISLEY HEARN.
Mistress LAURENCE BENET.
Mme R. LE BRET.
Présidentes de Section : Section d'assistance : Mme HENRI HARTMANN.
Section de propagande : Baronne HENRI DE ROTHSCHILD.
Secrétaires du Comité : Comtesse TERRAY.
Baronne DE MARÇAY.
Trésorière : Mme DUTEY-HARISPE.

Membres :

Mme PH. BERTHELOT.
Mme BROUARDEL.
Mme la Générale BUAT.
Mme ERNEST CARNOT.
Mlle DE CATERS.
Mlle CHAPTAL.
Mme le Dr COCHE-HARTMANN.
Mme CUNÉO.
Mme CUYLER.
Mme MAURICE DUTREIL.
Baronne D'EICHTHAL.
Mme GALLI.
Mme HARLE D'OPHOVE.
Comtesse D'HAUSSONVILLE.
Mme HELME.
Mme LANGLOIS.
Mme DE MIMONT.
Marquise DE MONTEBELLO.
Mistress G. MONROE.
Mme NÉLATON.
Mme DE POLIAKOFF.
Mme EMILE REYMOND.
Mme RICHET.
Mme SCHOELLKOPF.
Mme EUGÈNE SCHNEIDER.
Mme SHONINGER.
Mlle THURNEYSSEN.
Mme VIVIANI.
Mme FR. DE WENDEL.

Dames visiteuses

Mme la Générale BUAT.
Mme CADROY.
Mlle CORRARD.
Mme DESMOULIN.
Mlle DREYFOUS.
Mme DUTEY-HARISPE.
Mme MAURICE DUTREIL.
Mme GERNEZ.
Mme GOUIN.
Mme MARCEL GUÉRIN.
Mme HÉBRÉ.
Mme LANGLOIS.
Mme JEAN LE BRET.
Mme LE SOURD.
Mlle LUVILLE.
Baronne DE MARÇAY.
Mlle D'ORNELLAS.
Mme EMILE REYMOND.
Mme SHONINGER.
Comtesse TERRAY.
Mme TONY CLERC.
Mme VAN MARCK.
Mme ZENTZ D'ALNOIS.
Mlle THURNEYSSEN.
Mme PAUL WANNER.

Le Cancer, fléau social.

Conférence faite le 24 février 1921 par M. le Docteur Gustave ROUSSY, Professeur agrégé à la Faculté de médecine de Paris.

Lorsque mon ami Marcel Labbé m'a demandé de prendre la parole devant vous, je n'ai pas hésité à répondre affirmativement.

En effet, le sujet qu'il me demandait de traiter ici est un des plus vastes à la fois et des plus captivants qui s'offrent à nous, un de ceux qui, malgré les recherches qu'il a suscitées, se refuse encore à nous livrer le secret de son essence intime. Aussi, du point de vue médical, laisse-t-il libre cours aux hypothèses les plus vastes, les plus hardies souvent.

De plus, dans les milieux extra-médicaux, dans le grand public, l'imprécision des données scientifiques a perpétué certaines légendes, qui — comme il est de règle lorsqu'il s'agit du domaine du mystérieux — se sont maintenues debout, se riant de toute logique, de toute critique, de toute observation de contrôle.

A qui la faute? — Au monde extra-médical, à ce grand public qui, par une tendance naturelle de l'esprit humain, est toujours enclin à accorder foi aux notions qui se transmettent de bouche en bouche et qui, trop souvent, viennent imprégner notre cerveau au cours de l'enfance.

Mais c'est aussi à nous médecins qu'incombe, en grande partie, la responsabilité de tels errements; à nous, qui, accaparés par nos recherches de laboratoire, nos investigations hospitalières, négligeons trop souvent d'entrer en contact avec le public éclairé qui ne demande qu'à savoir et qu'à comprendre. Toutefois, il est juste de remarquer qu'en France, dans ces dernières années, s'est opéré un grand changement dans ce sens, à propos de la *Lutte antituberculeuse* et de la *Lutte antisyphilitique*.

Jusqu'ici, en ce qui concerne le *Cancer*, nous sommes restés très en arrière, alors que, dans les grands pays qui nous entourent, de sérieux efforts sont faits depuis plus de dix ans. Ainsi que je le rappelais tout à l'heure, ce n'est guère qu'aujourd'hui — je veux dire depuis la guerre — que l'on s'est suffisamment ému, dans ce pays, du péril cancéreux et que l'on est enfin arrivé à quelques résultats concrets : résultats minimes encore, mais qui permettent de fonder, sur la campagne organisée contre le cancer, de sérieux espoirs.

J'en veux pour preuve la place importante donnée, ici même, au Cancer dans la série des conférences organisées par l'U. F. F., puisque, jeudi dernier, mon collègue et ami, le docteur Schwartz, a été invité à vous parler du même sujet que celui que nous traitons aujourd'hui.

L'U. F. F. a compris l'intérêt qu'il y avait, à l'heure actuelle, à créer un mouvement autour de la question du cancer, à parler de cette maladie en dehors des milieux strictement médicaux; aussi, les organisatrices du service d'enseignement et de propagande de votre Société, Mesdames, ont-elles droit à toutes nos félicitations.

A nous, Médecins, de répondre à cet appel en essayant de vous montrer tout l'intérêt que comporte la campagne contre le cancer, campagne désormais ouverte et dans laquelle les infirmières de la Croix-Rouge pourront trouver une nouvelle occasion de poursuivre dans la paix l'œuvre admirable d'abnégation et de dévouement qu'elles ont accomplie pendant la guerre; et ceci pour le plus grand bien de l'Humanité souffrante.

Je me propose, dans la première partie de cette conférence, d'esquisser les grandes lignes du problème médical du cancer; c'est-à-dire de vous montrer en quoi consiste cette maladie, comment elle débute, comment elle évolue, comment elle se termine; en insistant particulièrement sur ce fait que, contrairement à ce que l'on croit trop souvent encore, *le cancer peut guérir, et même guérir définitivement.*

Ces données une fois acquises, il nous sera possible d'aborder la deuxième partie de notre sujet sur lequel je m'étendrai davantage, parce que plus intéressant pour nous ici. J'entends parler du côté social du cancer, de sa répartition dans le monde, suivant les pays, les climats, les races ou les religions; des statistiques comparatives de mortalité suivant les pays; des conditions qui peuvent favoriser son apparition; des moyens de l'éviter ou de le traiter; pour terminer, enfin, par un rapide aperçu de l'organisation scientifique et sociale de la lutte anticancéreuse dans les grands pays d'Europe et d'Amérique.

« L'exercice de la médecine — dit Rabelais — est un combat à trois personnages : le malade, la maladie et le médecin. »

Cet aphorisme d'un médecin du XVIe siècle — car, ne l'oublions pas, Rabelais fut nommé docteur à Lyon et exerça la médecine à Metz — nous servira de fil conducteur au cours de cet exposé dans lequel nous aurons à envisager tour à tour : la *maladie*, c'est-à-dire le cancer; le *malade*, c'est-à-dire le cancéreux; le *médecin*, enfin, dans son rôle thérapeutique et prophylactique.

Nous n'en sommes plus, en effet, comme au temps des anciens, à nous croiser les bras devant la marche d'un mal inexorable.

« Il vaut mieux ne pas traiter ceux qui ont des cancers occultes; les malades meurent bientôt s'ils sont traités; s'ils ne le sont pas, ils vivent plus longtemps », disait Hippocrate au Ve siècle av. Jésus-Christ. Aveu d'impuissance que l'on retrouve, un peu plus tard, dans Galien : « Le cancer, dû à l'atrabile, est une tumeur épaisse qui se rit des médicaments plus ou moins doux qu'on pourrait appliquer. »

Ces idées nébuleuses, retrouvées aux origines les plus lointaines de la médecine, nous les voyons encore tout près de nous, ayant résisté au passage des temps, puisque l'un des grands chirurgiens français du siècle dernier, Verneuil, n'hésitait pas à dire que le cancer était *une maladie aussi difficile à guérir qu'à définir!*

Si, hélas! on ne peut, aujourd'hui, s'ériger en faux contre cette affirmation, on est en droit, cependant, d'en atténuer la rigueur sans risque d'être jugé trop optimiste.

Le mot *Cancer* trouve son origine dans les racines latines et grecques. Il signifie écrevisse ou crabe.

L'une des tumeurs les plus fréquentes, en effet, le cancer du sein, avec ses arborisations lymphatiques sous-cutanées, a été comparée, par les pères de la médecine, à un crabe avec ses tentacules.

Nous voyons ainsi que la médecine antique, grecque et romaine, connaissait l'existence du cancer, son importance et sa gravité.

Les Ecoles arabes et, tout naturellement aussi, les Ecoles du moyen âge et de la Renaissance se rallièrent aux doctrines anciennes qui considéraient le cancer comme un trouble des humeurs.

Cette théorie humorale prévalut jusqu'au prélude du XIXe siècle. C'était à l'atrabile, à cette « bile noire qui ne bouillonnait pas », qu'étaient attribués tous les maux du cancer : théorie hippocratique, soutenue par Hippocrate et Galien, et qui ne devait être abandonnée qu'au XIXe siècle. A ce moment seulement, la médecine entrait dans une voie scientifique sous l'instigation de la découverte d'abord de l'anatomie générale (Bichat), puis de celle du microscope qui permit d'étudier la structure fine des tissus de notre organisme.

Comment se manifeste le cancer? — Sans entrer dans les détails d'une description par trop médicale, je voudrais essayer de vous montrer comment débute la maladie, comment elle évolue et comment elle se termine.

Le cancer peut siéger dans toutes les parties de l'organisme; il n'y a pas un seul tissu, un seul organe qui ne puisse être le siège d'une tumeur maligne, c'est-à-dire d'un cancer.

Sa forme de début est tantôt une petite tumeur qui augmente peu à peu, pour envahir les tissus voisins; c'est le cas, par exemple, pour le cancer du sein. Tantôt, c'est une ulcération qui persiste, grandit et creuse en profondeur, comme, par exemple, le cancer de la langue.

Ces modes de début sont extrêmement importants à connaître pour nous car, à ce moment, la maladie n'est encore qu'une affection locale; retenons ce fait pour y revenir tout à l'heure à propos du traitement.

Une fois constituée, la maladie suit son évolution extensive et progressive : c'est la *deuxième phase du cancer*.

A ce stade, les éléments qui composent la tumeur (*les cellules cancéreuses*) pénètrent dans les vaisseaux de l'organe, notamment dans les vaisseaux lymphatiques qui conduisent aux ganglions (*adénite cancéreuse*). Puis, dans une *troisième et dernière période*, qui peut apparaître au bout de six mois, un an ou plus, la maladie se généralise pour aboutir à l'intoxication générale de l'organisme (*cachexie cancéreuse*).

Alors se développent ce que nous appelons les *métastases*, c'est-à-dire que de petits fragments de la tumeur sont entraînés par la circulation générale, emmenés dans les différents organes : foie, poumon, rate par exemple, où ils vont se fixer pour végéter à leur tour et donner naissance à une série de nouvelles tumeurs, dites « *noyaux* ou *tumeurs secondaires* ».

Bien entendu, à ces signes physiques : ulcération, tumeur, envahissement progressif, s'ajoutent d'autres symptômes qui représentent les signes fonctionnels de la maladie. Ce sont les douleurs, souvent très vives, la gêne apportée dans le fonctionnement naturel des organes (troubles digestifs dans le cancer de l'estomac; trouble de la mastication et salivation dans le cancer de la langue), ainsi que des complications graves comme les *hémorragies*.

Si le cancer, abandonné à lui-même ou traité trop tardivement, aboutit pour ainsi dire fatalement à la mort, on peut observer, dans certains cas, un arrêt souvent prolongé et même, après traitement approprié, des guérisons qu'on est en droit de dire aujourd'hui définitives.

En somme, ce qu'il faut retenir de ce que nous venons de voir, c'est que le cancer est une maladie à évolution essentiellement lente et progressive, qui commence toujours par des phénomènes de maladie locale, phase pendant laquelle elle est souvent difficile à dépister, et ceci surtout lorsqu'il s'agit de cancer frappant les organes internes.

Mais c'est à cette période que le médecin doit chercher à mettre tout en œuvre pour découvrir la maladie.

Aussi, il est important que les malades viennent consulter dès l'apparition des premiers symptômes qui pourront mettre sur la voie d'un diagnostic précoce.

Comment traiter le cancer? — Je serai relativement bref sur ce point, puisqu'il a été exposé devant vous, la semaine dernière, par mon collègue le docteur Schwartz.

Je tiens cependant à vous rappeler que nous ne possédons, à l'heure actuelle, aucun traitement spécifique du cancer, c'est-à-dire de traitement propre à guérir presque à coup sûr la maladie — comme c'est le cas pour le sérum antidyphtérique dans la dyphtérie, ou le mercure et l'arsénobenzol dans la syphilis.

Néanmoins, de très grands progrès viennent d'être faits dans ces dernières années en ce qui concerne la thérapeutique du cancer.

Alors que, pendant longtemps, l'ablation chirurgicale d'un organe ou des tissus atteints de cancer représentait pour ainsi dire la seule méthode thérapeutique rationnelle — exception faite pour quelques petits cancers de la peau justiciables d'un traitement local — la découverte des rayons X par Roëntgen, celle du radium par M. et Mme Curie, ainsi que l'emploi de l'électrolyse sont venus apporter une véritable révolution en la matière.

Le traitement du cancer par les radiations est appliqué actuellement dans le monde entier et ne compte plus ses succès.

Chacune des méthodes que nous venons de citer : exérèse chirurgicale, Roëntgen — ou radium-thérapie, possède des indications assez précises, et c'est là tout l'art du médecin que de savoir choisir la méthode la mieux appropriée, sans compter que souvent elles auront à se compléter l'une par l'autre.

Voici, par exemple, une petite tumeur qui apparaît sur la surface de la peau, qui est de teinte noire et que nous appelons pour cela « *mélanome* ». Cette tumeur, ainsi que l'a bien montré M. Darier, est justiciable du traitement par l'électrolyse, alors que l'application des rayons X ou l'ablation chirurgicale (malheureusement encore trop souvent employée) ne fera disparaître la tumeur que pour quelque temps et sera suivie de récidives rapides.

Voici encore un exemple : les cancers de la lèvre ou de la peau comportent différentes variétés, basées sur des caractères microscopiques dans les détails desquels je me garderai bien d'entrer ici.

Qu'il nous suffise de savoir que certains cancers de la peau, des lèvres par exemple, sont justiciables du traitement par les rayons X, alors que d'autres, au contraire, sont nettement aggravés par ce procédé thérapeutique.

Voici enfin certains cancers du col de l'utérus auxquels le traitement par le radium paraît, d'après les travaux les plus récents, le mieux approprié. On pourrait multiplier à l'infini ces exemples; je n'y insiste pas. Ce qu'il faut donc retenir ici, ce sont les deux grands principes suivants :

1° *Le cancer doit être traité le plus tôt possible après son éclosion, car les chances de guérison s'éloignent de plus en plus, au fur et à mesure que la maladie avance en âge;*

2° *Le cancer se présente, tant au point de vue clinique qu'anatomique, sous les formes les plus variées, et, suivant la forme en présence, il y a lieu d'appliquer tel ou tel traitement.*

Trop souvent, les médecins, ignorant encore ces acquisitions de la médecine moderne, ont une fâcheuse tendance à systématiser les applications thérapeutiques selon leur propre affinité professionnelle : les radiologistes préconisant la radiothérapie; les chirurgiens l'exérèse, etc.

C'est certainement là une des causes des nombreux échecs que nous enregistrons encore dans la thérapeutique cancéreuse.

Ces notions cliniques étant acquises, demandons-nous maintenant :

A QUOI EST DU LE CANCER? — Nous touchons ici au nœud même du problème du cancer. Hélas! il faut l'avouer, les recherches qui se sont poursuivies jusqu'ici n'ont pas apporté de solution définitive. Sans doute, de grands progrès ont été faits dans ces dernières années, et il n'est pas téméraire de dire que l'on serre de plus en plus près le problème avec de sérieux espoirs d'aboutir bientôt.

A l'heure actuelle, si nous connaissons de mieux en mieux le point de vue étiologique, c'est-à-dire les conditions dans lesquelles apparaît la maladie, nous sommes réduits, quant à sa cause intime, à de pures hypothèses.

Quelles sont ces hypothèses?

Pour les uns, le cancer résulte d'un bouleversement anarchique apporté dans ces éléments infiniment petits qui constituent nos tissus ou nos organes, et qui sont *les cellules.*

La vie et le fonctionnement des cellules sont, en effet, réglés par des lois physiques et chimiques extrêmement précises dont le rythme peut être bouleversé par des causes multiples. Que survienne un choc, une irritation lente et progressive, un parasite animal ou végétal, un vice de fonctionnement de la cellule peut s'ensuivre. Celle-ci se mettra alors à proliférer — c'est-à-dire à s'accroître et à se multiplier à l'infini — à envahir les tissus voisins : le cancer est constitué.

Qu'il s'agisse encore de certains éléments restés inclus dans les organes ou dans les tissus au cours de la vie embryonnaire (*germes embryonnaires*) et que ces éléments — par suite des mêmes causes irritatives énumérées ci-dessus — se mettent brusquement, après une longue période de sommeil, à proliférer à leur tour : c'est encore *du cancer.*

Nous avons là, en substance et schématiquement esquissée, la *théorie du cancer, dite cellulaire.*

Pour d'autres, à la faveur des idées pasteuriennes sur les maladies infectieuses, le cancer serait provoqué par un agent microbien ou parasitaire.

Une foule de recherches ont été faites dans ce sens, mais il faut reconnaître que, jusqu'ici, aucun résultat n'a résisté à un contrôle sévère.

Nous ne connaissons donc pas, à l'heure actuelle, de parasite du cancer.

Ceci doit-il nous décourager? — Certainement pas, car il ne faut pas oublier que ce n'est qu'en 1882 que Koch découvrit le bacille de la tuberculose, et qu'il n'y a que quelques années (1905) que fut mis en évidence par Schaudin le parasite de la syphilis.

Si la cause intime du cancer nous échappe encore, de grands progrès, avons-nous dit, ont été faits en ce qui concerne l'étude expérimentale des tumeurs.

Depuis le siècle dernier, des résultats très intéressants, en effet, ont été tirés de l'observation de la pathologie comparée, c'est-à-dire de l'étude des maladies chez les animaux.

C'est à l'Ecole française que revient le mérite d'avoir montré pour la première fois que le cancer n'était pas une maladie propre à l'homme, mais qu'il existait également dans la série animale.

Cette importante notion a permis à la question du cancer d'entrer, à proprement parler dans le domaine de l'expérimentation et de devenir une science de laboratoire.

Grâce à elle, on a pu faire ainsi une série de recherches et d'expériences qui ont servi à éclaircir certaines questions très discutées, comme celles de la contagion, de l'hérédité, de la transmission du cancer.

Le cancer chez les animaux. — On sait en effet, aujourd'hui, que la plupart des animaux peuvent être atteints de cancer, les animaux domestiques comme les animaux sauvages. Le chien fait très souvent des tumeurs; elles sont également fréquentes chez le cheval, le mouton, le porc, les bovidés, etc...

Parmi les animaux atteints de cancer, il en est qui sont extrêmement importants pour nous : ce sont les souris ou les rats. La souris est un animal facile à se procurer et à élever, et qui accomplit rapidement son cycle de vie, en quatre ou cinq ans au maximum. Il est donc aisé, dans les élevages, de laisser vieillir ces animaux et de voir apparaître des tumeurs spontanées que l'on peut ensuite inoculer à d'autres souris et reproduire ainsi à plusieurs générations successives. Dans la plupart des pays, en France, au Danemark, en Angleterre, en Allemagne et en Amérique, — ainsi que j'ai pu m'en rendre compte au cours d'un récent voyage aux Etats-Unis, — les laboratoires de recherches ont institué des élevages de souris. A Chicago notamment, il existe un vaste chenil (Mouse House) dirigé par Miss Slye, où ont été élevés plusieurs milliers de souris (plus de 500.000 en dix ans), et d'où sont sortis une foule de travaux intéressants concernant la contagiosité et l'hérédité du cancer.

Il résulte de ces observations de tumeurs chez les animaux, en particulier chez le rat et la souris, que le cancer est inoculable en série chez la même espèce animale. Le cancer de la souris blanche est transmissible par inoculation à la souris blanche; mais il n'est pas inoculable à des animaux d'espèces différentes : une tumeur de la souris ne prend pas chez le rat. Bien plus, les greffes de tumeurs échouent lorsque dans une même espèce d'animaux on s'adresse à des races différentes. La tumeur de la souris blanche est pour ainsi dire impossible à greffer sur une souris grise, et la tumeur du rat blanc est également impossible à inoculer au rat gris. Et même, on a remarqué qu'une tumeur provenant d'un élevage étranger de souris blanches, de Londres ou de Copenhague par exemple, était très difficilement inoculable aux souris de nos laboratoires français.

C'est là un fait important, qui touche au grand problème de la réceptivité du terrain sur lequel évoluent les maladies.

Pendant longtemps, on croyait à tort que le cancer était propre aux animaux à sang chaud, mais on sait maintenant qu'on peut le trouver aussi chez les animaux à sang froid, les reptiles et surtout les poissons. Les saumons et les truites sont, en effet, très souvent porteurs de tumeurs malignes. En 1903 et 1904 apparut subitement, en Amérique, une épidémie de tumeurs chez les truites, épidémie qui fit d'importants ravages dans les grands lacs de l'Amérique du Nord. Les éleveurs jetèrent, en peu de temps, sur le marché une quantité énorme de poissons avariés dont on fit des conserves. Le gouvernement américain s'émut de l'importance économique que pouvait avoir cette épizootie. Une commission d'hygiène fut chargée de faire une enquête; les journaux s'emparèrent de ces faits et parvinrent, comme de juste, à effrayer le public peu satisfait d'avoir mangé du cancer frais ou en conserves! Une campagne de presse s'ensuivit, et il fallut le concours de savants et de nombreuses conférences publiques pour calmer l'opinion.

Enfin, depuis quelques années, on sait que les plantes peuvent avoir des tumeurs, dont certaines variétés offrent de très grandes analogies avec les cancers de la série animale. On a parlé, en effet, du cancer des arbres, de la pomme de terre, de la betterave.

J'arrive maintenant à la deuxième partie de ma conférence, à la QUESTION SOCIALE DU CANCER.

Le cancer doit être aujourd'hui, et à juste titre, considéré comme l'un des quatre grands fléaux qui frappent l'humanité; il vient se ranger à côté de la tuberculose, de la syphilis, de l'alcoolisme. Il existe donc un réel « *péril cancéreux* » que quelques chiffres mettront bien en évidence.

Dans les statistiques de mortalité, on compte par an environ 500.000 morts par cancer dans le monde, dont 32.000 en France, soit 4,5 p. 100 de la mortalité générale. D'après les statistiques récentes, il semble que la maladie soit nettement en progression.

En France, on compte, sur 10.000 habitants, 9,08 cas de cancer par an. A Paris, 11; à Lyon, 14; à Bordeaux, 10; à Londres, 6; à New-York, 6; à Philadelphie, 5; à Berlin, 5; à Buenos-Ayres, 7, etc...

D'autres chiffres nous montreront nettement l'augmentation lente mais progressive du cancer, puisque de 1876 à 1880, en France, sur 100.000 habitants, il y avait 94 décès par cancer; de 1881 à 1885, 95; de 1886 à 1890, 97; de 1896 à 1900, 105; de 1901 à 1910, 109, et en 1910, 113. Les statistiques données par nos traités classiques s'arrêtent à ce moment.

A Paris, enfin, on relève 3.169 cas de mort par cancer avant 1914; 3.342 en 1915; 3.535 en 1916; 3.396 en 1917 et enfin 3.436 en 1918. Les mêmes proportions d'augmentation se retrouvent dans les statistiques américaines, anglaises et allemandes.

Voyons maintenant dans *quelles conditions apparaît le cancer?* Une première notion très importante est à relever, celle de l'*âge*. Vous savez, et nous savons tous, que le cancer augmente progressivement de fréquence, au fur et à mesure qu'on vieillit. Rare avant 30 ans, il est assez fréquent entre 30 et 50 ans, pour le devenir davantage après 50.

En raison de son siège fréquent au niveau des organes génitaux, le cancer se voit plus souvent chez la femme que chez l'homme. Cependant, le perfectionnement de nos méthodes de diagnostic semble devoir atténuer sensiblement cette différence en faveur de la femme, en nous révélant la grande fréquence des cancers du tube digestif chez l'homme.

Le *climat* a passé longtemps pour jouer un rôle dans l'éclosion de la maladie. On a dit que le cancer était plus fréquent dans les régions tempérées de l'Europe que dans les régions tropicales ou septentrionales. Or, il résulte de statistiques récentes, faites notamment à l'« Imperial Cancer Research Fund », à Londres, que le cancer est loin d'être rare chez les nègres, ainsi que chez les habitants de l'Islande ou du Groënland. Cependant les statistiques américaines les plus récentes montrent qu'aux Etats-Unis le cancer est plus fréquent chez les blancs que chez les noirs, et qu'il est exceptionnel chez les Indiens.

Enfin, rappelons que le cancer se voit plus rarement dans les campagnes que dans les villes, et que, là, il frappe surtout les quartiers pauvres. Ceci nous montre l'influence de l'hygiène défectueuse, des taudis, de l'alcoolisme et de toutes les causes de misère physiologique.

L'alimentation a été aussi incriminée; le cancer, disait-on, est plus fréquent chez les carnivores que chez les végétariens. Mais cette opinion se trouve aujourd'hui contredite par les observations faites chez les animaux. On sait, en effet, combien le cancer est fréquent chez les bovidés.

D'autres points sont intéressants à relever dans cette question de l'étiologie du cancer, c'est-à-dire de ses causes; par exemple celle des *maisons à cancer*. Dans certaines villes et certains villages, on a signalé des « *maisons à cancer* » et même des « *rues à cancer* » dont certains foyers connus, comme ceux de Normandie et de l'Italie ont été minutieusement étudiés. D'ailleurs, cette notion des maisons à cancer, comme tout ce qui touche au mystérieux, s'est bien vite et solidement enracinée dans le public. Jusque, il y a peu de temps encore, à Paris, les statistiques municipales signalaient des maisons où les tumeurs malignes seraient plus fréquentes.

Or, d'après les enquêtes les plus minutieuses, poursuivies tant en France qu'en Angleterre, cette notion ne résiste pas à une critique sévère. C'est en Angleterre qu'elle prit naissance, sous l'instigation d'un brave médecin de campagne, le docteur Webb, qui, pour la première fois, en 1892, signala la fréquence, dans certaines régions de l'Angleterre, de maisons où le cancer était particulièrement fréquent. En serrant les faits de plus près, on vit que, dans l'immense majorité des faits, il s'agissait de gens très âgés; de vieux paysans qui, arrivant à un âge avancé, offraient par cela même un terrain favorable à la maladie. Souvent aussi ces soi-disant maisons à cancer étaient des presbytères où vivaient de très vieux clergymen.

A l'heure actuelle — et malgré tout le charme qu'offre pour vous, Mesdames, le « mystérieux » — il faut abandonner ces notions des *maisons à cancer* ou des *cages à cancer* qui ne sont que des mythes se transmettant de bouche en bouche, mais qui ne résistent pas à un contrôle méthodiquement conduit. Ne contribuons donc pas à perpétuer des erreurs qui viennent ensuite encombrer l'esprit de ceux qui cherchent, au risque de retarder la découverte de la vérité.

Nous savons par contre, de façon précise maintenant, que certaines professions payent un large tribu au cancer. Les ramoneurs font souvent des cancers de la peau, si bien qu'on a parlé de *cancer des ramoneurs;* il en est de même des paraffineurs, des goudronneurs, des ouvriers manipulant l'arsenic.

Il est certain que les corps irritants comme la suie, la houille jouent là un rôle important et favorisent le développement d'une tumeur. Et ceci prend une réelle importance pratique, puisqu'elle place le cancer parmi les *maladies professionnelles*, avec toutes les conséquences légales qu'elles comportent, du point de vue des lois d'assurance et des questions de responsabilité en matière d'hygiène industrielle.

On connaît enfin le cancer des radiographes, qui déjà hélas comptent de nombreuses victimes.

D'autres causes paraissent favoriser l'éclosion de la maladie, telles sont : les chocs, surtout les chocs répétés, ou les diverses causes d'irritation mécanique de toutes sortes.

Citons quelques exemples :

On a signalé la fréquence du cancer de la peau de la face et des mains, chez les vieux mariniers, particulièrement exposés aux irritations solaires. On connaît aussi un cancer de la peau qui se développe, chez certaines peuplades du Cachemire, au niveau de la peau du ventre. Les indigènes ont l'habitude de se chauffer avec de petits paniers pleins de charbon qu'ils suspendent sous leurs vêtements; sur les irritations produites par de nombreuses brûlures se développe le « kangri-cancer » des auteurs anglais.

On sait enfin que les maladies chroniques maintenant des irritations ou des ulcérations prolongées sont des causes qui appellent le cancer. Il en est ainsi du tabac qui, irritant la muqueuse buccale, y provoque le « cancer des fumeurs ».

De même, sur les ulcères de jambe que l'on voit chez les gens porteurs de varices et qu'on appelle *ulcères variqueux* peut se développer, surtout sur les ulcères mal soignés et mal pansés, une tumeur cancéreuse.

Tout ceci doit-il nous effrayer? — Au contraire, car si nous connaissons mieux les causes mêmes qui prédisposent à l'éclosion de la maladie, nous pourrons intervenir à temps soit pour supprimer ces causes, soit pour les éviter par des mesures d'hygiène qu'il s'agit de répandre dans le public.

Il me reste à vous parler de deux questions qui sont peut-être les plus intéressantes en ce qui concerne l'étiologie du cancer, c'est-à-dire la naissance de la maladie. Ce sont la contagion, à laquelle j'ai déjà fait allusion, et l'hérédité qui, actuellement, est une des notions les plus enracinées non seulement dans l'esprit médical, mais aussi dans le grand public.

Le cancer est-il une maladie contagieuse? — On l'a cru longtemps. De même qu'on a parlé de maisons à cancer, on a parlé d'*épidémies de cancer*, de régions où le cancer paraissait plus fréquent que dans d'autres, en raison de la constitution du sol ou des conditions géographiques du pays. Ce sont là des idées fausses et qui, comme telles, se sont propagées d'autant plus facilement. Il faut leur barrer la route et ne pas hésiter à dire hautement qu'il n'existe *aucun cas démontré* de contagion du cancer. Les « cancers à deux », par soi-disant contagion matrimoniale, ne sont en effet que des cas de coïncidence.

Si la contagion directe du cancer existait, on devrait l'observer fréquemment chez les chirurgiens, surtout quand on opère la main nue. Or, les statistiques des médecins et chirurgiens américains, qui sont admirablement bien outillés pour ce genre de recherches, ont démontré qu'il n'y avait pas un seul cas indiscutable de contagion cancéreuse chez les chirurgiens; et cependant l'opérateur qui se blesse au doigt devrait facilement s'inoculer le mal que son couteau extirpe.

On peut donc admettre que le cancer n'est pas une maladie transmissible d'homme à homme; ce que prouvent d'ailleurs certaines tentatives d'inoculation de cancer chez l'homme, faites au siècle dernier par des expérimentateurs fort peu scrupuleux!

Plus difficile, parce que plus incertaine, est la question de l'*hérédité du cancer*. — Y a-t-il hérédité directe ou simple hérédité indirecte? Telles sont les hypothèses encore discutées aujourd'hui et qui, toutes deux, rallient des partisans. L'hérédité directe, cependant, me semble devoir être de plus en plus abandonnée. Certes, on connaît les cas de *familles à cancer* dont on nous parle depuis plusieurs générations. Ces faits peuvent-ils établir la preuve de l'hérédité directe de la maladie? Certainement pas, en raison de leur faible proportion qui plaide plutôt en faveur d'une simple coïncidence. Je ne crois pas, pour ma part, que le cancer soit à proprement parler une maladie héréditaire, dans le sens essentiel du mot. Un sujet né de parents morts du cancer ne sera pas nécessairement, fatalement, condamné à voir se développer chez lui un cancer. Mais ce qui se transmet vraisemblablement par l'hérédité, c'est la prédisposition, le terrain favorable au développement de la maladie. Nous n'avons pas en nous, par héritage, le germe du cancer, mais bien un terrain sur lequel, une fois semé, le cancer poussera plus ou moins facilement. Cette prédisposition est-elle héréditaire? C'est possible, mais non démontré.

***

J'arrive enfin à la troisième et dernière partie de ma conférence, à LA LUTTE ANTICANCÉREUSE.

Quels sont ses buts et quelles doivent être ses méthodes?

La lutte anticancéreuse doit répondre à un triple but.

Le premier est de rechercher la cause intime du mal et, pour cela, de développer la marche progressive des études scientifiques.

En second lieu, la lutte anticancéreuse doit préciser et faire connaître les signes révélateurs du cancer, les causes qui en facilitent l'éclosion; et ceci, elle doit le faire, non seulement dans le grand public, mais surtout dans le public médical. C'est une question très importante, à l'heure actuelle, que d'attirer l'attention des médecins sur les nouvelles méthodes de diagnostic et de traitement que nous possédons aujourd'hui; sur l'importance du diagnostic précoce; sur les renseignements de toute sorte que peuvent fournir enfin les recherches de laboratoire.

Enfin, la lutte anticancéreuse doit perfectionner les méthodes de traitement et les mettre à la portée de tous.

Tels sont les éléments de la campagne anticancéreuse qui, depuis de longues années déjà, a été entreprise à l'étranger et qu'enfin nous voyons, dans ces dernières années, s'organiser en France.

C'est en Angleterre qu'à la fin du XVIIIe siècle, s'est fondé le premier organisme central ayant pour but de lutter contre le cancer et de créer un mouvement pouvant être l'origine d'une campagne anticancéreuse. Il est intéressant de relever dans les documents du Middlesex-Hospital (à Londres), déjà anciens, puisqu'ils datent du 19 janvier 1792, les principaux éléments de la lutte anticancéreuse. Ils ne diffèrent guère de ceux de nos organisations modernes.

Le médecin anglais Howard, voulant créer un centre de recherches et d'études pour le cancer, avait posé les principaux éléments de cette cam pagne. Il se proposait :

D'accorder un asile définitif aux malades incurables;

D'établir une consultation pour traiter les malades;

De créer un hôpital destiné à recevoir les malades;

D'essayer, dans des centres de recherches, d'appliquer les méthodes de traitement;

Et enfin de créer des centres de recherches où l'on pourrait poursuivre l'étude de la cause du cancer.

Nous trouvons, dans cette première charte de l'organisation de la lutte anticancéreuse, tous les éléments qui plus tard ont été repris et développés dans les différents pays d'Europe et d'Amérique. C'est ainsi que se sont créés en Angleterre, en Amérique, en Allemagne d'abord, puis dans une foule d'autres pays, comme la Russie, l'Argentine, l'Italie, etc., des hôpitaux spécialement réservés aux cancéreux, des Ligues et des Associations facilitant les recherches scientifiques et les mesures de propagande.

Hélas, il faut l'avouer, la France est restée très en retard. Rien d'officiel, chez nous, comme service hospitalier, jusqu'à la guerre où il n'existait, à Paris, que le petit hôpital de l'œuvre du Calvaire, dirigé par le docteur Récamier.

Tout récemment, l'hôpital Pasteur a consacré quelques lits au traitement du cancer. Et l'Assistance publique a ouvert, à Brévannes, un service de cancéreux; mais ce service est dépourvu de toutes ressources, de tout moyen d'action.

Mais voici qu'enfin les pouvoirs publics semblent vouloir s'intéresser à la lutte anticancéreuse. Le conseil municipal de Paris va fonder des centres de traitement par le radium et le Conseil général de la Seine, grâce à l'intervention de M. Jean Varenne — au dévouement à la chose publique duquel je tiens ici à rendre hommage — a voté une importante somme destinée à jeter les bases d'un grand service départemental pour cancéreux à Villejuif, et a bien voulu m'en confier l'étude. Dans ses grandes lignes, ce service des cancéreux comprendra :

1° *Un service de cancéreux chroniques inopérables*, de deux pavillons de 80 à 100 lits chacun; l'un pour les hommes, l'autre pour les femmes. Il répondra à un double but : humanitaire et scientifique. *Humanitaire*, en cherchant à soulager, dans la mesure du possible, les malheureux qui meurent encore chez eux, dans des taudis, sans le secours que leur doit la société moderne; *scientifique*, en fournissant une série de documents susceptibles d'être le point de départ de recherches et de découvertes sur le cancer.

2° *Une consultation externe destinée :*

A dépister les tumeurs au début, pour les populations de la banlieue parisienne du canton de Villejuif et des cantons avoisinants;

Au traitement, par les agents physiques employés à l'heure actuelle dans le traitement du cancer : rayons X, radium, mesothorium.

A ces services de consultation seront annexés des lits d'hospitalisation externe (20 ou 40 environ). Il est indispensable, en effet, de pouvoir garder au minimum pendant quarante-huit heures des malades auxquels on fait des applications de tubes ou d'aiguilles de radium.

Enfin il existe, en France, deux Sociétés qui s'occupent des questions du cancer.

L'une, l'*Association française pour l'Etude du cancer* fondée en 1908, est surtout une société scientifique, qui publie un Bulletin et cherche à grouper les travaux paraissant en France sur les tumeurs. L'un de ses buts principaux était de donner des subventions aux travailleurs ou aux laboratoires s'occupant de la question du cancer. Malheureusement, depuis la guerre, ces subventions ont dû être suspendues, car les caisses de l'Association sont vides.

L'autre, fondée pendant la guerre, est la *Ligue franco-anglo-américaine contre le cancer*, vaste groupement qui s'occupe principalement de la lutte sociale anticancéreuse.

Tout dernièrement, il apparut aux dirigeants de ces deux Associations qu'il y aurait grand intérêt à unir leurs efforts dans un but commun; des pourparlers engagés à cet effet sont en cours à l'heure actuelle, et je ne crois pas trop m'avancer en disant qu'ils sont près d'aboutir dans le sens d'une fusion. Une seule et vaste association va prendre la direction du mouvement scientifique et social du cancer en France et l'on ne saurait assez encourager cet effort.

***

En terminant, permettez-moi, Mesdames, de vous remercier de l'attention soutenue que vous avez bien voulu m'accorder.

J'espère avoir réussi à vous montrer le côté captivant des recherches poursuivies, dans ces dernières années, sur cette terrible maladie qu'est le cancer. Je voudrais qu'en quittant cette salle vous n'emportiez pas de cette modeste causerie une impression de terreur ou d'effroi, mais bien, au contraire, le sentiment réconfortant que nous sommes aujourd'hui en mesure de guérir certaines formes de cancer.

J'espère aussi que, si vous avez pu saisir la gravité du péril cancéreux et l'intérêt de la campagne anticancéreuse désormais ouverte en France, vous voudrez bien nous apporter votre concours en nous aidant dans l'œuvre humanitaire et sociale que nous voulons entreprendre.

Ce qu'il faut savoir :

Le nombre des cancers augmente d'année en année. Le cancer frappe indistinctement toutes les classes de la société, le riche comme le pauvre, la femme un peu plus souvent que l'homme. C'est une des causes de mort les plus fréquentes après quarante ans. *Il tue par an 32.000 personnes en France.* Son incurabilité résulte le plus souvent de l'ignorance du public, qui néglige le cancer à ses débuts, *parce qu'il n'est pas douloureux dans les premières périodes de son développement.*

Opéré de bonne heure, il guérit dans un très grand nombre de cas, parce qu'au début le cancer est une maladie locale.

Malades, méfiez-vous des indurations indolores du sein, de tout suintement anormal, des ulcérations persistantes de la langue ou des lèvres, des petites tumeurs cutanées qui augmentent ou s'ulcèrent, des troubles digestifs persistants, surtout quand ils s'accompagnent d'amaigrissement, de l'apparition de la constipation quand les garde-robes étaient auparavant normales.

Dans tous les cas, faites-vous examiner.

Ce que la Ligue fait :

RECHERCHES SCIENTIFIQUES. — La Ligue subventionne des laboratoires où tout ce qui concerne le cancer est étudié méthodiquement.

TRAITEMENT DU CANCER. — La Ligue poursuit le perfectionnement et le développement de tous les moyens de lutte actuellement connus.

Elle donne son appui pour la création de centres de traitement où se trouvent conjugués : Chirurgie, Rœntgenthérapie, Curiethérapie et laboratoires d'anatomie pathologique.

PROPAGANDE SOCIALE. — La Ligue enseigne au public, par tous les moyens de vulgarisation, les premiers signes du cancer pour permettre de dépister le mal à son début, *alors qu'il peut être guéri.*

Elle attire l'attention du monde médical et paramédical sur l'importance des diagnostics précoces, qui peuvent sauver ou prolonger des milliers d'existences.

BIENFAISANCE. — La Ligue entretient des lits affectés aux cancéreux dans plusieurs hôpitaux; ses dames visiteuses se rendent auprès des malades dans les hôpitaux et à domicile. La Ligue donne de toutes les façons une aide morale et matérielle aux malheureux, elle assiste les incurables.

Ce que la Ligue doit créer :

UN INSTITUT qui comprendra un hôpital modèle, des laboratoires, une bibliothèque et sera un centre d'enseignement en même temps que de traitement : foyer de progrès, instrument d'union et de coordination de travail entre tous les instituts et toutes les organisations de lutte contre le cancer.

Vous pouvez aider la Ligue :

PAR UNE SOUSCRIPTION

dont l'importance n'est pas limitée ;

PAR UNE ADHÉSION.

Pour être **Membre de la Ligue,** il faut être présenté par deux membres et agréé par le Conseil d'administration.

La COTISATION ANNUELLE MINIMUM est de :

1.000 francs pour les **Membres bienfaiteurs ;**
100 francs pour les **Membres donateurs ;**
50 francs pour les **Membres titulaires ;**
20 francs pour les **Adhérents.**

Elle peut être rachetée en versant une somme égale à dix fois le montant de la cotisation.

Sont **Membres fondateurs** les personnes faisant à la Ligue un don de plus de **dix mille francs.**

Les dons et cotisations peuvent être adressés au Secrétaire général, 2, Avenue Marceau, sous forme de chèque ou de mandat à l'ordre de la

LIGUE FRANCO-ANGLO-AMÉRICAINE CONTRE LE CANCER.

Formule de Legs

Je donne et lègue à la LIGUE FRANCO-ANGLO-AMÉRICAINE CONTRE LE CANCER, dont le siège est à Paris, la somme de ....

....

(ou bien tels objets ou tels immeubles).

Ce legs est fait net de tous droits et frais.

(Dater et signer).

PARIS, 124, BOULEV. St-GERMAIN, ET LIMOGES. — IMP. MILITAIRE CHARLES-LAVAUZELLE ET Cie

228

Imprimerie militaire
CHARLES-LAVAUZELLE & Cie
PARIS ET LIMOGES

www.ingramcontent.com/pod-product-compliance
Lightning Source LLC
LaVergne TN
LVHW052031160826
845678LV00003B/1289

* 9 7 8 2 3 2 9 6 3 7 1 5 0 *